Pierre Villey

Le Travail intellectuel chez les aveugles

Étude

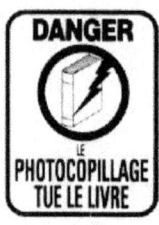

Pierre Villey

Le Travail intellectuel chez les aveugles

Étude

Table de Matières

Introduction

Voici deux mois à peine, le petit monde des aveugles, était en fête. On célébrait le centenaire de la naissance de Louis Braille, qui est, chez les aveugles, l'objet d'une grande vénération et d'une profonde reconnaissance. Aveugle lui-même à l'âge de trois ans, professeur depuis 1828 à l'Institution royale des jeunes aveugles où il avait été élevé, il a consacré toutes ses pensées et toute sa vie à améliorer le sort de ses compagnons d'infortune, et c'est lui qui les a dotés du procédé d'écriture et de lecture qui est aujourd'hui employé dans le monde entier. Sa mémoire n'est pas moins chère que celle de Valentin Haüy. Si Valentin Haüy a eu l'idée d'instruire les aveugles, Louis Braille a découvert les moyens qui ont permis à cette instruction de porter tous ses fruits.[1]

Leurs efforts réunis ont transformé la vie des aveugles. Avant eux, seuls quelques aveugles, placés dans des circonstances privilégiées, parvenaient à développer leurs facultés ; tous aujourd'hui sont appelés à la culture intellectuelle et morale, tous peuvent mener une existence utile dans la société. Et malgré cette transformation, le préjugé de la cécité subsiste toujours : il ne recule que bien lentement. Dans presque tous les esprits, toujours le mot aveugle évoque la même image pitoyable et fausse. Derrière ces yeux éteints, cette face sans vie, le premier mouvement est de supposer que tout s'est assoupi, l'intelligence, la volonté, les sensations, que toutes les facultés se sont engourdies et comme stupéfiées. Et puis, habitués que sont les clairvoyants à ne rien faire sans l'aide de leurs yeux, tout naturellement il leur semble que si la vue venait à leur manquer, ils seraient aussitôt incapables de toute activité. Ils ne s'imaginent pas aisément que, privés des ressources de la vue, les aveugles trouvent en échange dans les autres sens d'autres ressources, négligées de la plupart des hommes que les largesses de la nature rendent insouciants, mais précieuses à qui sait les faire fructifier. Ils ignorent ou ils oublient que des bienfaiteurs ont inventé des procédés spéciaux, des méthodes qui permettent aux aveugles de diminuer le fossé que la cécité a creusé entre eux et les

---

1 Voyez, sur Valentin Haüy, Louis Braille et l'*Institution des Jeunes aveugles*, les études publiées par Maxime Du Camp, dans les livraisons de la *Revue du 15 avril 1873 et du 1ᵉʳ mars 1881*.

autres hommes. Pour le monde, l'aveugle reste un être singulier, étranger à la vie commune. La rencontre d'un aveugle adroit et distingué vient parfois contredire cette image sommaire ; mais bien vite elle revient, elle triomphe des expériences contraires. Il faut peut-être fréquenter longuement des aveugles pour s'en défaire tout à fait ; et, après tout, cela est naturel si l'on songe combien leurs moyens d'action diffèrent de ceux des clairvoyants. On se persuade difficilement que dans des ténèbres perpétuelles nos facultés puissent se développer en liberté.

S'il s'agissait ici d'une erreur psychologique sans conséquence, même alors il serait peut-être intéressant de la signaler. Mais elle a des conséquences graves pour la plupart des aveugles, musiciens ou accordeurs, ouvriers de tout genre, qui cherchent à gagner leur vie par leur travail. La défiance du public les paralyse. C'est donc un devoir de la dénoncer en toute occasion.

Section I

A force de voir des aveugles aller et venir, on a fini par se convaincre que, dans beaucoup d'actes de la vie quotidienne, les sensations de l'ouïe, du toucher, de l'odorat, se substituant à celles de la vue dont ils sont privés, leur permettent de se passer du secours d'autrui. Il y a des aveugles à peu près dans toutes les villes. On sait qu'ils peuvent se vêtir, se conduire dans les lieux qui leur sont connus, veiller à certains détails du ménage, préparer des repas simples, enfin se livrer à des occupations très variées dont on était d'abord tenté de les croire incapables. D'ailleurs, leur adresse dans ces soins de la vie matérielle varie beaucoup d'individu à individu, et toujours elle est très limitée. Au point de vue physique, jamais l'aveugle le mieux doué ne peut égaler le clairvoyant ; il peut n'être pas complètement dans la dépendance du clairvoyant, voilà tout. On lui accorde cela volontiers ; mais, au point de vue intellectuel et moral, il a des prétentions plus hautes ; il se déclare l'égal des autres hommes. On est beaucoup moins enclin à le croire sur ce point, et cela pour divers motifs : d'abord, parce que la capacité intellectuelle est plus difficile à apprécier et ne se juge pas à la simple inspection comme la capacité physique ; ensuite, parce qu'à notre époque, la culture de l'intelligence suppose des connaissances très étendues qu'il semble impossible d'acquérir dans les ténèbres.

Et pourtant, qu'on veuille bien y réfléchir, la vue n'est pas nécessaire au bon fonctionnement de la pensée. Si le mal qui l'a détruite a été confiné à l'œil et à ses dépendances immédiates, s'il n'a pas atteint le cerveau, l'intégrité de l'intelligence est sauve. Il y a dans le monde fort peu de notions que l'aveugle (j'entends l'aveugle-né) ne puisse acquérir, parce qu'il y en a fort peu qui nous viennent uniquement par les yeux. Analysez les éléments d'une sensation visuelle : vous verrez que presque tous se retrouvent dans la sensation tactile. Vous regardez une règle auprès de vous sur votre table : la couleur vous frappe d'abord. Voilà une sensation que l'aveugle-né n'aura pas, il aura beau palper la règle sur toutes ses faces, jamais ses doigts ne lui diront qu'elle est noire. Mais tout le reste : longueur, largeur, hauteur, forme des extrémités, rigidité des angles et des arêtes, poli des faces, place occupée sur votre table, distance qui la sépare de vous, toutes ces autres notions lui seront données par sa main qui explore. Toutes en effet se ramènent à des notions élémentaires d'espace, d'étendue, de solidité que le toucher fournit aussi bien et même plus exactement que la vue. Il y a sans doute des objets trop éloignés de nous et de dimensions trop considérables pour qu'ils puissent être palpés ; mais toutes les notions que la vue donne aux hommes sur ces objets se ramènent à celles que nous venons d'indiquer ; toutes donc, la notion de couleur exceptée, sont concevables pour un individu qui est doué du toucher. Il suffira de multiplier et de composer les notions d'espace et d'étendue données par le toucher pour construire l'idée de cet objet et s'en faire une image exacte. La vue est un toucher à longue portée, avec la sensation de la couleur en plus ; le toucher est une vue de près avec la couleur en moins, et avec la sensation de rugosité en plus. Les deux sens nous donnent des connaissances de même ordre.

Les clairvoyants ne peuvent pas embrasser la terre d'un seul regard ; ils ne laissent pas cependant de s'en construire une idée d'après les indications que leur donnent les géomètres. De même pour les objets qu'ils ne pourront point toucher, les aveugles se formeront des idées d'après les rapports des clairvoyants toujours traduisibles en langage tactile.

Donc l'aveugle-né sera privé de la notion de couleur : c'est une notion élémentaire celle-là, qu'aucun autre sens ne peut donner, qu'aucun langage ne peut faire comprendre, qu'aucune analogie ne peut permettre d'entrevoir à qui n'a pas vu. J'y joins la notion de lumière qui est dans le même cas. Mais ce sont là des notions de peu d'importance au point de vue intellectuel : elles ne concernent que la superficie des objets ; elles n'entrent en aucune façon dans la constitution des idées essentielles à la pensée humaine comme sont les idées d'espace, de temps, de cause, etc.

L'aveugle sera encore privé de ces impressions de plaisir ou de douleur que causent à l'esprit certains rapports entre les formes et les couleurs perçues par l'œil. Il n'aura pas la sensation du beau visuel. Je ne connais pas un aveugle-né qui se soit fait une idée précise de la beauté du visage, de la beauté d'un paysage ou d'une statue. Et ici je reconnais que ce qui lui manque est considérable. Beaucoup d'émotions puissantes lui sont refusées. Mais sa perte n'est pas à proprement parler intellectuelle. Ces rapports ne donnent naissance à aucune idée claire et distincte, elles n'éveillent que des impressions subjectives. Quand nous parlerons de l'aveugle artiste, il nous faudra mentionner cette lacune capitale ; pour étudier son intelligence, il y a peu de compte à en tenir.

Lumière, couleur, beau physique, si j'ajoute à cela la perspective qui concerne manifestement le fonctionnement de la vue seule et qu'aucun aveugle de ma connaissance n'est arrivé à se représenter clairement, je crois bien que j'aurai tout énuméré. Et ces lacunes ne se rencontrent que chez l'aveugle-né et chez l'individu qui a été frappé en très bas âge, ce qui n'est pas le cas ordinaire. Accordez-lui seulement quelques années : il aura acquis toutes ces notions ; et jusqu'à la fin, sa mémoire les lui représentera dans sa nuit.

Soit, presque toutes les idées sont susceptibles de loger dans un cerveau d'aveugle ; mais, dira-t-on, s'il n'y a pas impossibilité pour l'aveugle à les concevoir, à tout le moins il y a une extrême difficulté à les acquérir. L'obstacle n'est plus dans la nature des idées, mais dans l'indigence des moyens dont dispose l'aveugle pour se les assimiler. Le clairvoyant les doit pour la plupart à la vue, et il n'est point de route qui puisse les conduire à l'esprit avec autant de rapidité ni autant de précision. Le mobilier de l'intelligence semble donc devoir toujours rester assez rudimentaire. C'est l'objection capitale, celle qu'on retrouve au fond de tous les étonnements dont nous parlions. A tous ceux qui me l'expriment, invariablement je pose toujours la même question : connaissez-vous Helen Keller ?

Helen Keller, on le sait, est une jeune Américaine qui, à dix-huit mois, à la suite d'une grave maladie, s'est trouvée aveugle et sourde, muette aussi par suite de sa surdité. Sa petite âme semblait donc être presque complètement close aux impressions du dehors. Son bagage intellectuel devait, semble-t-il, se borner à quelques rares idées, les idées des objets qui se trouvaient à la portée de sa main. Encore était-il douteux que dans des ténèbres si épaisses elle pût jamais les concevoir d'une manière distincte. Et pourtant aujourd'hui Helen Keller, toujours sourde et toujours aveugle, âgée de vingt-huit ans, est une personne très distinguée, très instruite, qui a suivi les cours d'une université, a brillamment subi ses examens, et qui parle plusieurs langues. Il a suffi de lui faire certains signes dans la main tandis qu'elle touchait des objets, pour qu'en vingt jours elle comprît que toute idée était représentée par un signe spécial et que, grâce à cette convention, les hommes pouvaient se communiquer leurs pensées. Un mois et demi plus tard, elle reconnaissait au toucher les caractères de l'alphabet. Après un nouveau mois elle écrivait une lettre à l'une de ses cousines ; au bout de trois ans, elle avait acquis une somme d'idées et de mots suffisante pour converser librement, lire avec intelligence et écrire en bon anglais. On eut alors l'idée de lui faire toucher les mouvements du pharynx, des lèvres, de la langue qui accompagnent la parole humaine, et, en imitant ces mouvements, elle reproduisit les sons qu'on articulait en sa présence. Un mois lui suffit pour apprendre à parler correctement l'anglais, et, rien qu'en posant la main sur les lèvres de son interlocuteur, elle commençait à lire avec les doigts les mots qu'elles émettaient. Ainsi, à l'aide du seul toucher, Helen Keller s'est ménagé trois ouvertures sur le monde extérieur, trois routes qui lui apportent les idées du dehors : l'alphabet manuel, la lecture en relief et la parole humaine ; et, grâce à ces trois moyens d'acquisition, elle s'est placée dans cotte aristocratie intellectuelle si peu nombreuse que forment les hommes très cultivés. Enfin, non contente de parler sa propre langue, elle a étudié le français qu'elle écrit correctement, le latin, même le grec.

Si Helen Keller a pu faire cela, comment s'étonner que des aveugles qui entendent et qui parlent parviennent quotidiennement au développement intégral de leurs facultés intellectuelles ? Son exemple nous montre combien nos cerveaux nous viennent riches d'hérédités séculaires, façonnés pour la vie, avides de recevoir les idées et de les faire germer ; il nous prouve que parfois un pâle rayon de lumière suffit à faire éclater la croûte de ténèbres qui les entoure et à les féconder. L'intelligence de l'aveugle, que nous estimons volontiers toute sombre, est toute pénétrée de la lumière du dehors. Sans parler du goût et de l'odorat qui, riches de sensations, n'apportent que des idées trop élémentaires, elle a le sens de l'ouïe et celui du loucher, le premier pour la pensée parlée, le second pour la pensée écrite, tous les deux précieux pour faire connaître les objets extérieurs. Par ces deux fenêtres grandes ouvertes sur le monde les idées entrent à flots. Qu'importe que devant la troisième un store reste baissé ? le jour pénètre assez abondant à l'intérieur pour y entretenir une pleine activité. C'est dans la vie extérieure et matérielle que l'aveugle est dans un état d'extrême infériorité ; au dedans, il est l'égal des autres hommes.

Par le sens de l'ouïe, non moins que par celui de la vue, l'homme est comme plongé dans un monde de sensations qui le stimulent ; il en est enveloppé. Quelque passif qu'on le suppose, il est arraché à sa torpeur, entraîné dans la vie commune. Incité sans cesse par les propos de ses parents, de ses frères, de ses sœurs qui le mêlent continuellement à la vie extérieure, l'esprit de l'enfant aveugle ne peut pas demeurer dans l'inaction. Il n'y a aucune raison pour qu'il s'engourdisse dans la paresse. Pourvu qu'on ait quelque soin de lui, qu'on lui explique les choses qui sont hors de la portée de ses sens, il ne restera en arrière d'aucun des enfants de son âge. Plus tard, quand il sera homme, les conversations des personnes qui l'entoureront le tireront constamment hors de lui-même comme feraient des spectacles, empêcheront que sa pensée ne s'isole, ne se replie sur soi, ne s'enferme comme un ver à soie dans son cocon. Montaigne, qui s'y entendait, disait : « Je consentirais plutôt de perdre la vue que l'ouïe, » et il le disait sans doute parce qu'il aimait la causerie plus que tout autre plaisir ; mais aussi ce curieux, toujours insatiable d'idées nouvelles et qui trouvait tant de délices dans le libre jeu de l'intelligence, savait fort bien qu'en général l'oreille alimente et stimule notre pensée propre plus que l'œil. Il trouvait que la conversation était le plus fructueux des exercices. Est-il paradoxal de penser que le sens de l'ouïe est un sens plus intellectuel, en quelque sorte, que la vue ? Je ne le crois pas. L'œil, après tout, ne meuble l'esprit que des images des objets extérieurs, l'oreille y porte les idées, tout le travail de réflexion que la pensée greffe sur ces objets. C'est l'ouïe qui sert de véritable lien entre les esprits. Dans le travail manuel, le sourd voyant est supérieur à l'aveugle ; au point de vue intellectuel, je suis convaincu que la position de l'aveugle qui entend est préférable à celle du sourd.

Le sens du toucher n'est guère exploité méthodiquement par les aveugles que depuis un siècle un quart, depuis qu'en 1784 Valentin Haüy fonda la première école spéciale à leur usage, et c'est cette utilisation méthodique qui a transformé leur situation, et qui leur permet aujourd'hui de jouer un rôle dans la société. L'éducation du toucher est la partie essentielle de ce qu'on peut appeler la pédagogie spéciale des aveugles. Il s'agit de l'apprivoiser, de le domestiquer en quelque sorte afin de lui faire remplir les offices que la vue a délaissés, et cette substitution est très importante pour le développement intellectuel. De tout temps c'est le toucher seul qui a donné aux aveugles les notions de forme, de résistance, etc., dont sont construites nos idées du monde extérieur et que la vue donne aux clairvoyants conjointement avec le toucher. De tout temps et spontanément, sans étude, il a empiété sur le domaine ordinaire de la vue et apporté à l'esprit de l'aveugle la connaissance d'objets qui, en général, ne sont pas de son ressort. L'effort de l'éducateur consiste d'abord à développer systématiquement cette tendance naturelle. Il faut faire toucher à l'aveugle le plus d'objets possible, et surtout lui faire palper le plus possible des objets que les hommes connaissent d'ordinaire par la vue, les gros animaux, les outils de tout genre, etc. On lui met entre les mains autant qu'on le peut des objets de grandeur naturelle ; à leur défaut, on se contente de miniatures. Et ainsi à des représentations pauvres, toujours tronquées, bien souvent à peu près réduites à un mot, se trouvent substituées des images concrètes et précises. Les leçons de choses sont pour l'enfant aveugle très particulièrement nécessaires.

Mais l'office principal de cette pédagogie par le toucher est de substituer aux instruments visuels qui servent ordinairement aux études et à la transmission de la pensée, des instruments tactiles.

Les cartes de géographie planes sont remplacées par des cartes en relief ; les figures géométriques sont également tracées en relief, etc. De tous les exercices la lecture est celui qui profite le plus à l'intelligence ; aussi la lecture par le toucher est-elle la principale de toutes ces adaptations. Elle a réalisé depuis cent vingt-cinq ans des progrès considérables. Valentin Haüy se contentait de faire tracer en relief les caractères de l'alphabet vulgaire. Mais ces caractères sont composés de lignes, et la ligne, aisément perceptible à l'œil, n'est sentie que lentement par le doigt ; aussi l'écriture et la lecture étaient si lentes qu'elles rendaient fort peu de services. On eut alors l'idée de substituer au système de signes emprunté aux clairvoyants, un système tout différent, adapté aux conditions spéciales de la sensibilité tactile. A la ligne succéda le point que le doigt perçoit beaucoup plus aisément, et l'on eut le procédé de Braille, dans lequel chaque caractère est représenté par un nombre de points au plus égal à six. La lecture dès lors devint courante, moins courante assurément que la lecture par les yeux, assez rapide cependant pour être supportable à voix haute, et très agréable à voix basse.

Mais l'impression des livres est coûteuse, et la demande insuffisante pour couvrir les frais. On ne pouvait guère imprimer que les livres essentiels, ceux qui étaient nécessaires aux aveugles pour leur instruction et pour l'exercice de leurs professions. Les bienfaits de la lecture par le toucher restaient par suite encore trop limités. Un dernier progrès était nécessaire. Il a été réalisé par la fondation de la bibliothèque Braille, bibliothèque composée d'ouvrages manuscrits en système Braille, qui, bien qu'elle n'ait encore qu'une vingtaine d'années d'existence, compte déjà vingt-cinq mille volumes. Presque tous ont été écrits par des personnes du monde, des dames surtout, des jeunes filles, qui, chaque semaine, parfois chaque jour, consacrent quelques heures de loisir à préparer des lectures pour les aveugles. Et ces volumes, patient chef-d'œuvre de la charité, sont envoyés dans toutes les directions, à tous ceux qui désirent en prendre connaissance. Partout ils portent la distraction saine et bienfaisante, un éclair de joie dans les ténèbres, le rayon de lumière qui illumine l'intelligence et qui réchauffe le cœur. La bibliothèque Braille distribue encore des journaux et des revues en relief, sans doute assez sommaires, suffisants cependant non seulement pour renseigner les lecteurs de tout ce qui intéresse le monde spécial des aveugles, mais encore pour leur faire connaître les nouvelles politiques, littéraires, artistiques que nul ne doit ignorer.

Grâce à elle on peut dire qu'une abondante nourriture intellectuelle a été mise à la portée de tous les aveugles instruits. Elle a réalisé un progrès considérable. Avant elle, le temps de l'école achevé, ne pouvaient continuer à lire quotidiennement que ceux qui disposaient d'un lecteur. Or, bien rares étaient les fortunés qui pouvaient s'offrir un luxe aussi dispendieux. On ne lisait pas. Aujourd'hui il suffit d'écrire à la Bibliothèque pour se faire envoyer des livres, ou de puiser aux caisses communes qui circulent dans les grandes villes de France. À la sortie de l'école, on est invité à entretenir ses connaissances acquises, à enrichir son esprit. Un fait caractéristique témoigne du progrès accompli : les aveugles qui ont plus de quarante ans lisent presque tous fort mal ; à peu près tous les bons lecteurs aveugles ont moins de quarante ans : ils appartiennent à la génération qui a profité de la Bibliothèque Braille. Les premiers se font lire quand ils en ont le moyen ; les seconds se font lire encore sans doute, mais ils lisent aussi par eux-mêmes, et par suite ils lisent mieux et bien davantage.

On devine tous les bienfaits d'une œuvre pareille. Ils sont tels que nous ne nous lasserons jamais de solliciter en sa faveur toutes les bienveillances. Elle a besoin de s'étendre beaucoup : tous les degrés de la culture intellectuelle sont représentés chez les aveugles. Pour satisfaire tant de goûts, tant de besoins différents, il nous faut un nombre considérable, et toujours croissant de volumes. Et voilà pourquoi nous ne cessons de demander aux auteurs, désireux de nous témoigner leur sympathie, de nous envoyer leurs œuvres afin que nous les fassions copier ; aux personnes de bonne volonté de vouloir bien nous transcrire leurs lectures favorites dans le procédé Braille qui s'apprend sans effort. A peu de frais, tous peuvent collaborer à une œuvre qui apporte à des déshérités de précieuses distractions tout en les instruisant.

La distraction intellectuelle, en effet, est tout particulièrement chère à l'aveugle. Cela se conçoit. C'est par les yeux que le commun des hommes reçoit la majeure partie de ses plaisirs. Privés de ces plaisirs-là, en échange les aveugles en demandent d'autres à leurs autres facultés. Ils prétendent n'être point frustrés de leur part. Ici comme ailleurs, nous retrouvons la substitution des fonctions actives à celle qui refuse le service. Ils demandent des compensations surtout au sens de l'ouïe, et l'on sait combien les aveugles musiciens sont nombreux ; ils en demandent aussi et beaucoup au jeu de l'intelligence et de la réflexion. « Je suis si heureuse, écrit Helen Keller, que je voudrais vivre toujours, *parce qu'il y a tant de belles choses à apprendre.* » D'une façon générale, les aveugles aiment beaucoup la lecture, beaucoup plus en moyenne que ne font les clairvoyants de même niveau intellectuel. Dans les écoles d'aveugles, les heures de lecture en commun sont des récréations fort goûtées. Je sais des aveugles occupés tout le jour qui donnent aux livres une partie de leurs nuits. Souvent les lettres de remerciements que les lecteurs adressent à la Bibliothèque Braille sont pleines d'une reconnaissance singulièrement touchante, bien propre à encourager tous ceux qui travaillent à l'enrichir.

Ce goût de la lecture, ce besoin de distractions de l'esprit constituent, si je ne me trompe, un avantage intellectuel de quelque poids pour les aveugles et favorisent leur développement. Ils sont en outre souvent bien doués sous le rapport de la mémoire, et l'on sait de quel prix est la mémoire. A vrai dire, elle semble avoir tendance à baisser chez les aveugles depuis qu'ils écrivent plus facilement ; elle reste pourtant bonne en moyenne. Mettrai-je encore en ligne de compte que souvent leur infirmité les abrite contre l'invasion du journal ? La substitution du journal au livre, du fait divers et de l'article bâclé à l'œuvre longuement mûrie, semble bien être à notre époque un des obstacles au progrès intellectuel. Les périodiques en Braille sont des revues plutôt que des journaux, et la partie consacrée aux nouvelles diverses y est très succincte. Si les aveugles ne sont point entraînés par quelque clairvoyant de leur entourage qui leur fait chaque jour la lecture d'une feuille publique, ils échappent à la contagion. Ils peuvent donner aux livres tout le temps de lecture dont ils disposent. Mais puisque j'ai tant fait que de chercher à reconnaître leurs avantages, il me faut insister sur le principal : c'est, je crois, une tendance à la réflexion, à la concentration qui se remarque chez un grand nombre d'entre eux.

N'exagérons rien : je ne prétends pas ici, bien entendu, poser des règles universelles. Il ne s'agit pas du tout de déterminer les caractères de l'intelligence de l'aveugle comme si cette intelligence était une et fixe. Chez les aveugles comme chez les clairvoyants, il existe autant de formes d'intelligence que d'individus. Il y en a de dissipés ; il y en a de capricieux et de prime-sautiers. Chez les mieux doués cependant une certaine pondération se reconnaît souvent. A culture intellectuelle égale, il y a souvent, je crois, plus d'équilibre et de jugement chez l'aveugle bien doué que chez le clairvoyant. Et cela n'est pas pour nous étonner : la vue, disions-nous tout à l'heure, est le sens des distractions. Moins on est distrait, moins le rêve intérieur est interrompu par les accidents du dehors, plus on se concentre sur soi-même, plus on prend le temps de mûrir ses réflexions, de peser le pour et le contre de ses délibérations.

J'ai rencontré dans le monde des aveugles quelques-unes des intelligences les plus sympathiques qu'il m'ait été donné de connaître. Il ne s'agit pas ici de savants éminents ; je parle d'hommes vivant sagement, intelligemment, d'hommes qui remplissent avec tact leur tâche quotidienne, quelle qu'elle soit, et qui constamment, dans la pratique de la vie, font preuve de bon sens et de sagesse. Parfois leur intelligence à une grande fermeté joint une extrême souplesse. Ne nommons personne parmi les vivants. Il y a quelques mois à peine, un homme mourait qui a laissé un souvenir ineffaçable chez tous ceux qui l'ont fréquenté. M. Bernus était professeur de grammaire et de littérature à l'Institution des jeunes aveugles de Paris. Très jeune, il avait perdu la vue. Elève de cette institution où il devait plus tard enseigner, il y avait reçu une instruction sommaire, très insuffisante pour les besoins de son esprit. Aussi fut-il saisi de cette soif de lecture dont je parlais. Il se fit lire avec avidité, et se développa par lui-même. Nommé professeur au sortir de l'école et presque sans préparation, il dut à ses lectures la solidité et l'originalité d'un enseignement très personnel. Il avait un goût littéraire singulièrement délicat. Il n'a rien écrit, moitié par modestie, moitié parce que chez lui l'exécution était très inférieure à la conception. Simplement, courageusement, il a fait une classe primaire pendant trente-cinq ans, jusqu'à la veille de sa mort. Un peu lent d'esprit comme de corps, tout d'abord il réagissait faiblement aux impressions du dehors, mais il était singulièrement concentré, et sa méditation était intense. Quand on avait réussi à percer l'écorce un peu froide chez lui, on rencontrait une pensée très active, un homme d'une grande pénétration et d'une réflexion originale. Il était d'excellent conseil. J'insiste sur cet exemple, parce que M. Bernus, que tant d'aveugles, ses élèves, ont aimé, paraît avoir réuni en lui quelques-uns des caractères les plus saillants qui se retrouvent volontiers dans l'intelligence de l'aveugle.

Louis Braille, nous dit-on, était de la même famille d'esprits : son abord était réservé, sa conversation n'avait pas de brillant ; mais la solidité de sa réflexion faisait rechercher ses avis de tous ceux qui le connaissaient. Dès la jeunesse, sa pensée savait se concentrer avec tant de ténacité sur une idée, qu'à dix-sept ans, après de longs tâtonnements et bien des combinaisons infructueuses, il avait déjà fixé l'alphabet merveilleux de simplicité auquel son nom est resté pour jamais attaché.

Bon nombre d'aveugles semblent être parvenus à une certaine notoriété par leur culture intellectuelle. Malheureusement nous ignorons en général les conditions dans lesquelles ils se sont développés, les moyens qu'ils y ont employés, et nous manquons de données précises sur leur psychologie. Beaucoup ne représentent guère pour nous que des noms. Tels sont quelques anciens Grecs et Romains, comme ce Diodote le stoïcien, et cet Aufilius dont parle Cicéron dans ses *Tusculanes*. Didyme d'Alexandrie, qui vivait au ive siècle de notre ère, est un peu mieux connu. Vers la fin du moyen âge, on cite encore quelques savants d'une mémoire remarquable : Nicaise, de Malines ou de Verdun, Fernand, de Bruges, Pierre Dupont, de Paris. Sur Ulrich Schombefg (1601-1648) nous avons un témoignage de Leibnitz. « Il a enseigné à Kœnigsberg, dit Leibnitz, la philosophie et les mathématiques à l'admiration de tout le monde. » Bien qu'il n'eût perdu la vue qu'à l'âge de deux ans et demi, il n'avait conservé aucun souvenir de la lumière ni des couleurs, si bien que les impressions visuelles ne furent pour rien dans sa formation intellectuelle. Au XVIIIe siècle, le Suisse Huber dut quelque réputation à Voltaire, et, grâce à Diderot, on a connu chez nous l'Anglais Saunderson. Le premier étudia les mœurs de la ruche ; mais il convient de remarquer qu'ayant joui de la vue jusqu'à l'âge de quinze ans, il avait fait la majeure partie de son éducation comme clairvoyant, et qu'il put s'aider sans cesse de l'imagination visuelle. Saunderson, au contraire, devint aveugle dans sa première enfance, et il semble bien néanmoins qu'il poussa fort loin ses études mathématiques. Comme Saunderson, qui professa à l'Université d'Oxford, beaucoup des aveugles que je viens, de nommer ont enseigné à des clairvoyants. Il en est de même de Penjon qui, au début du XIXe siècle, fut professeur de mathématiques au lycée d'Angers. Comme on le voit, les mathématiques et la philosophie prédominent. Comme poète on ne peut guère citer que Malaval qui soit parvenu à une certaine notoriété, car nous ne pouvons pas nommer le grand Alilton qui n'a perdu la vue qu'après la trentaine.

Ces noms ont beau ne pas briller d'un grand éclat, ils suffisent à prouver que la cécité n'entrave pas le plein développement des facultés intellectuelles. D'ailleurs, quiconque voudra s'en assurer par lui-même n'aura qu'à visiter un milieu d'aveugles instruits : on en trouve dans tous les pays, en particulier dans les grandes institutions d'aveugles. Dans tous les pays aussi on rencontre des étudiants aveugles qui se livrent avec succès à des travaux variés. En France nous connaissons un docteur en philosophie, un docteur ès lettres, deux licenciés ès lettres, un docteur en droit.

Si d'ailleurs, dans le passé, tant d'aveugles que nous venons dénommer, et beaucoup d'autres encore que nous ne connaissons pas, livrés à leurs seules forces, sans le secours d'aucune méthode, d'aucune tradition, sont arrivés à cultiver leur intelligence, comment s'étonner, aujourd'hui qu'ils trouvent des maisons prêtes à les recevoir et à les instruire, aujourd'hui qu'on a imaginé toute une pédagogie à leur usage et des procédés de travail adaptés à leurs besoins, s'ils parviennent en grand nombre au même résultat ? Tout cela n'empêche pas d'ailleurs qu'il y ait beaucoup de déchet, si l'on peut ainsi parler, que beaucoup d'aveugles soient incapables d'un développement normal. La cécité n'en est pas cause, l'expérience le démontre ; ce sont les maladies qui souvent accompagnent la cécité. Bien plus, ce déchet augmentera peut-être encore dans l'avenir. En quelques endroits déjà, on a cru reconnaître (peut-être à tort d'ailleurs) que le niveau intellectuel moyen paraît fléchir chez les aveugles. Dans ces dernières années, les progrès réalisés par la prophylaxie de la cécité ont permis de sauver certains malades qui, autrefois, n'auraient probablement pas échappé au mal. Ils en sauveront bien davantage dans la suite. Tout le terrain ainsi gagné sera reconquis sur des affections bien localisées qui n'intéressent que l'œil, en particulier sur l'horrible ophtalmie des enfants. Aussi dans les générations d'aveugles qui monteront à la vie intellectuelle, on trouvera sans doute une proportion de plus en plus forte de malheureux dont la vue aura sombré dans quelqu'une de ces maladies profondes qui affectent le cerveau et le système nerveux. Dieu nous garde de nous plaindre jamais de ce fléchissement intellectuel, si telle en est la cause. De tous nos vœux, nous appelons le temps, hélas lointain ! où les oculistes ne permettront qu'aux idiots seuls de perdre la vue. Si jamais ce jour-là venait, encore faudrait-il bien savoir que ce n'est pas la cécité qui engendre l'imbécillité, mais que cécité et imbécillité procèdent l'une et l'autre d'une cause plus profonde. Dès aujourd'hui, il importe de ne pas l'oublier, et, si l'on rencontre quelque aveugle d'une pauvre mentalité, de résister à la tentation de juger les autres aveugles par lui.

Sans doute une grande difficulté subsiste, et comme nous avons signalé les avantages dont l'aveugle bénéficie peut-être, il faut l'indiquer à son tour : la documentation lui est beaucoup plus malaisée que pour le clairvoyant, elle risque toujours d'être un peu pauvre. Les livres sont moins à sa disposition. Ils le sollicitent moins à la lecture. Beaucoup ne sont accessibles que par l'intermédiaire d'un clairvoyant. Autrefois cette difficulté était moins sensible parce qu'il était nécessaire de lire beaucoup moins qu'aujourd'hui. La transmission des connaissances se faisait plus par voie orale. Aujourd'hui, dans la plupart des cas, cette infériorité ne me semble pas avoir de grandes conséquences. Les musiciens formés par l'Institution de Paris ne sont certainement pas inférieurs au point de vue intellectuel aux confrères qu'ils ont à fréquenter, et les ouvriers sont en général supérieurs comme culture aux ouvriers clairvoyants. Dans les conditions moyennes, le mal n'est pas grave. Assurément il devient un obstacle beaucoup plus sérieux pour ceux qui peuvent prétendre à un plus grand développement intellectuel. Pourvu qu'on se trouve dans des conditions favorables cependant, sans aucun doute les procédés qui, depuis un siècle, ont été mis à la disposition des aveugles, joints à ceux dont ils pouvaient disposer déjà auparavant, permettent d'en triompher. Même là il n'y a rien d'insurmontable.

Section II

Dans un article où il a parlé avec beaucoup de bienveillance de mes livres sur Montaigne, M. Victor Giraud remarquait ici même qu'il pourrait être intéressant de connaître les procédés de travail dont dispose un aveugle pour se livrer aux enquêtes minutieuses que supposent de pareils travaux. Je réponds très volontiers à sa question, d'autant plus volontiers qu'elle me permettra démontrer les merveilleux services que nous pouvons tirer du procédé imaginé par Louis Braille, sa souplesse à se plier à nos besoins. Dans les lignes qui vont suivre, je suis moins en cause que Braille, car c'est Braille qui m'a permis d'agir, et qui l'a permis à d'autres comme à moi-même. Aussi bien, au point de vue de la psychologie de l'aveugle, au point de vue typhlologique, comme nous disons, l'unique intérêt que présentent mes livres sur Montaigne est de démontrer que, grâce à nos méthodes spéciales, les recherches philologiques, les travaux d'érudition ne sont pas interdits aux aveugles.

J'ai perdu la vue à quatre ans et demi. De mes premières années, il ne me reste aucun souvenir visuel qui soit net, soit parce que l'insouciante enfance ne fixe guère son attention, soit plutôt parce que, dans la nuit complète où je vis désormais, aucune impression visuelle ne peut venir réveiller des souvenirs endormis. Dans une grande Histoire sainte qu'on ouvrait devant moi, j'ai bien quelque idée d'un Abraham immolant son fils, tandis qu'un ange descend du ciel pour arrêter son bras. Peut-être les ailes de l'ange qui avaient frappé mon imagination d'enfant ont-elles laissé quelques traces dans ma mémoire ? Mais tout cela est si vague que j'ose à peine y croire, et pour peu que je cherche à presser mon souvenir, tout s'évanouit aussitôt. C'est plutôt un souvenir de vision qu'une image visuelle. J'ai des idées assez précises des couleurs, mais, faute de pouvoir les contrôler, j'ignore si elles sont exactes. Quand mes yeux se sont fermés, je ne savais pas lire. Mon éducation a donc été entièrement une éducation d'aveugle.

Je pris mes premières leçons en écoutant mes frères lire à haute voix. On me trouvait une bonne mémoire. A huit ans, à l'âge où le toucher est encore très sensible, je commençai à étudier l'alphabet Braille qui coûte à l'enfant moins d'effort que l'alphabet des clairvoyants. Ainsi, très jeune, je me familiarisai avec les deux procédés essentiels de travail dont je devais faire usage dans la suite, la lecture à haute voix et la lecture tactile.

Un séjour, à l'Institution nationale des jeunes aveugles de Paris, m'initia plus complètement à toutes les méthodes spéciales de la pédagogie des aveugles, mieux enseignées dans cette école que dans la plupart des autres, et me prépara ainsi aux études que je devais faire dans différents lycées de Paris.

Là, pour le latin, pour le grec, bien souvent même pour le français, les livres en relief me faisaient défaut. Je transcrivis et fis transcrire ceux qui m'étaient indispensables. La bibliothèque Braille en a mis beaucoup à ma disposition. En outre, des amis dévoués m'ont aidé dans cette tâche. Mais le plus souvent, comme autrefois, j'apprenais mes leçons avec un secrétaire ou avec un camarade qui me les lisait. J'usais constamment du système Braille pour noter tout ce que je désirais conserver, pour écrire les brouillons de mes devoirs, surtout pour prendre des notes aux cours qui nous étaient faits en classe. Par suite de cet exercice continuel, je maniais le poinçon avec rapidité, et, grâce à une sténographie que j'enrichissais peu à peu de signes nouveaux, aucune phrase des cours ne m'échappait. Quant aux devoirs que je devais remettre à mes professeurs, je les écrivais avec une machine à écrire, celle-là même dont je me sers en cet instant. C'est une dactyle qui ne diffère en rien du modèle ordinaire : et sans doute je ne vois pas les lettres inscrites sur les touches que je frappe, mais la mémoire supplée fort aisément à ce défaut. Aussi bien, les dactylographes voyants écrivent toujours sans regarder leur machine. Depuis quelques années, les aveugles se servent beaucoup de dactylographie, et l'usage en est si facile que, moins d'une heure après la réception de ma machine, j'écrivais mon premier devoir sans secours. La seule difficulté consistait en ce que je ne pouvais pas le relire. Pour cet office, j'étais obligé de faire appel à an clairvoyant.

Grâce à ces procédés, grâce aussi à la bienveillance de maîtres excellents dont quelques-uns ont fait preuve envers moi d'un dévouement sans limite, je n'ai eu aucune difficulté à suivre mes camarades, et j'ai fait mes classes avec succès. En même temps, je m'habituais de plus en plus à tirer le meilleur parti possible des conditions de travail qui m'étaient faites : à profiter d'une lecture entendue comme d'une lecture que j'aurais faite moi-même, à multiplier mes notes en Braille, à les classer d'une manière à la fois méthodique et pratique. Tout cela devait me servir dans la suite.

Quand j'entrai à l'Ecole normale supérieure, je sentis tout de suite qu'un changement se produisait dans mes études : au travail d'assimilation, qui est celui de l'enseignement secondaire, succédait le travail de production, le travail scientifique. J'avoue qu'au début une inquiétude me troubla. Il fallait aller aux sources, manier une foule de livres sans aucun guide. Mes goûts m'avaient porté vers l'histoire littéraire, et, dans aucun genre d'études, la documentation ne présente autant de difficultés que dans l'histoire. Je regrettais parfois de n'être pas philosophe, car je me disais qu'un philosophe demande moins aux livres, et tire plus de son propre fonds. La nécessité s'imposait à moi d'apprendre à user aussi méthodiquement que possible des instruments bibliographiques, afin de guider sûrement dans leur maquis un secrétaire qui, désormais, devenait inséparable de ma personne, qui me prêtait constamment ses yeux, mais des yeux de plus en plus passifs à mesure que la besogne se faisait plus personnelle et plus compliquée. Avant ma sortie de l'Ecole, je m'étais attaché à l'élude de Montaigne.

Pour qu'on puisse comprendre en quoi ma lâche a consisté, je me vois dans la nécessité (et j'en demande pardon au lecteur) de rappeler brièvement le point où en était l'étude de Montaigne quand je l'ai abordée, et le but que je me suis proposé. On avait généralement coutume de lire les *Essais* de Montaigne comme une œuvre homogène et formant un bloc. Dans sa philosophie on cherchait une idée une, presque un système, et, comme on y rencontrait beaucoup de jugements contradictoires, les uns le prétendaient stoïcien, tandis que d'autres le faisaient épicurien : les uns le déclaraient sceptique, pendant que d'autres lui attribuaient presque du dogmatisme ; ceux-ci le voulaient religieux, ceux-là l'affirmaient athée. Dans son art, on ne se heurtait pas à moins de contrastes : à côté de chapitres étriqués, vides d'originalité, on trouvait les admirables *Essais* si personnels, si riches, que tout le monde connaît. Il m'a paru que toutes ces contradictions apparentes et ces oppositions pouvaient s'expliquer, qu'elles correspondaient à des différences de dates dans la composition des *Essais*, et que la pensée de Montaigne avait varié d'époque à époque comme sa manière d'artiste avait changé. Retrouver autant que possible les étapes successives que sa pensée a traversées, les couches qui se sont l'une sur l'autre déposées dans son esprit par les transformations de son œuvre, un mot retracer l'évolution de Montaigne comme philosophe et comme artiste, tel a donc été mon dessein.

Pour le réaliser, la première chose à faire était de déterminer la chronologie des *Essais*. Il fallait y rechercher les allusions qu'ils contiennent à des événements contemporains, identifier ces événements souvent fort obscurs, et en déterminer la date parfois au prix de longues recherches. Sans chronologie solidement établie, il n'y a pas d'études historiques.

Mais, pour fixer cette chronologie, et pour éclairer l'évolution qu'elle devait nous faire connaître, il était très important de retrouver les lectures de Montaigne. En effet, plusieurs chapitres inspirés par un même livre avaient chance d'être contemporains. La série des lectures pouvait révéler beaucoup sur la série des compositions. Je dus donc commencer par reconstituer ce que l'on pouvait retrouver de la bibliothèque de Montaigne, de sa « librairie, » comme il disait, et, à mesure que je replaçais les livres sur les rayons, rechercher pour chacun les emprunts il avait fournis.

Cette enquête, délicate et fort étendue, était donc le point de départ nécessaire de ma tâche, et elle en constitua la plus lourde partie. Pour comprendre comment elle a été possible, et comment elle pouvait promettre une base solide à l'édifice que je voulais construire, il importe de se rappeler que Montaigne citait volontiers avec beaucoup de fidélité les auteurs dont il s'inspirait. On trouve dans les *Essais* des phrases presque textuellement copiées des livres qu'il aimait ; ailleurs, ce ne sont que des allusions mais des allusions si précises qu'on en peut quelquefois indiquer la source avec certitude. Comme en outre Montaigne parlait avec plaisir de ses lectures et nous a donné ses impressions sur beaucoup d'entre elles, une semblable entreprise avait des chances sérieuses d'aboutir. Elle avait été commencée, et bien commencée, par des annotateurs des *Essais* comme Coste et Victor Leclerc ; il ne fallait que continuer avec plus de précision et plus de patience.

Mon premier soin a donc été de transcrire intégralement en Braille l'œuvre de Montaigne. Ma collection des *Essais* comporte une vingtaine de volumes. J'ai pu dès lors très aisément et sans aucun secours étranger les étudier en eux-mêmes, m'en pénétrer, les mettre en fiches. Mes fiches, rédigées en Braille, bien entendu, se distinguaient en trois catégories : sur celles du premier groupe s'inscrivaient toutes les idées qui sont exprimées dans les *Essais* ; sur celles du second groupe, toutes les images, les expressions caractéristiques, les figures, en un mot, toutes les particularités de style ; au dernier groupe étaient réservés les exemples historiques, les anecdotes et les récits de tout genre qui pullulent dans les Essais. Puis ces trois amas de fiches ont été classés, chacun séparément, suivant l'ordre alphabétique, et placés dans une caisse volumineuse qui, pendant plusieurs années, est restée constamment à la portée de ma main.

Toutes ces fiches étaient rédigées en relief, en caractères Braille. Le mot caractéristique de chacune d'elles, celui qui servait à lui assigner sa place dans le classement alphabétique était inscrit à l'extrémité inférieure ; et ainsi, toutes étant disposées la tête en bas et sur un plan légèrement incliné, il me suffisait de promener rapidement les doigts sur la tranche qu'elles me présentaient pour découvrir immédiatement dans ces piles considérables la fiche dont j'avais besoin. La recherche ne me prenait pas plus de temps, je crois, qu'elle n'en eût demanda à un œil exercé. Placé devant mes casiers, je n'avais plus dès lors qu'à relire les livres que Montaigne avait pu connaître. Chaque fois que j'étais frappé par une idée, une image, un exemple que j'avais rencontré dans les *Essais*, j'étendais la main vers la fiche où ce détail était inscrit. Celle-ci découverte me renvoyait à la page exacte de Montaigne, me permettait de contrôler mon souvenir. Si, comme je l'avais présumé, il y avait emprunt ou allusion, j'inscrivais ma trouvaille, toujours en Braille, sur la fiche où quelques lignes avaient été ménagées à cet effet.

Je devais lire ainsi, pour que mon enquête fût fructueuse, presque tout ce qui avait eu chance d'intéresser Montaigne, et son esprit était d'une insatiable curiosité. De son temps, les littératures latine et grecque étaient presque entièrement vulgarisées, et son éducation l'invitait à puiser tout particulièrement chez les anciens.

Il lisait en outre beaucoup de livres français et italiens. C'est donc dans les ouvrages grecs, latins, français et italiens alors publiés que j'ai dû faire mon enquête. Le premier point a été de retrouver leurs titres, grâce aux instruments bibliographiques que j'ai dépouillés ; le second, de rechercher dans les bibliothèques publiques les livres qui pouvaient m'intéresser, car ces livres sont souvent extrêmement rares. Beaucoup d'entre eux n'ont pas été réimprimés depuis le XVIe siècle ; pour ceux mêmes qui l'ont été, il fallait recourir aux éditions du temps, qui diffèrent parfois sensiblement de celles qu'on a données puis.

Il va sans dire que rien de tout cela n'a été transcrit en Braille. J'ai donc dû, non pas lire ces ouvrages, mais faire les relire à haute voix. L'habitude m'avait, comme je l'ai dit, a rendu ce procédé de travail si familier, que, pour les ouvrages qui n'ont pas un caractère artistique, je préfère la lecture à haute ix à la lecture tactile.

Et cependant, pour de pareilles enquêtes, elle présentait de réels inconvénients que je ne chercherai pas à dissimuler. D'abord et avant tout, c'est l'impossibilité de parcourir qui est la grande infériorité de la lecture à haute voix. L'œil a vite fait d'éliminer tout un chapitre inutile, de scruter une page et de s'assurer qu'elle ne contient rien d'intéressant. Rien ne peut le remplacer sur cet office. Il fallait se résoudre à écouter bien des développements inutiles, de peur de sauter imprudemment par-dessus une idée importante. Quand je me hasardais à faire des coupures, il les fallait courtes : il était en effet nécessaire de connaître à tout le moins toutes les orientations successives que prenait le raisonnement ; quand une direction était stérile, on pouvait l'abandonner, mais il importait de ne pas laisser passer le point précis où la pensée s'engageait dans une voie nouvelle. Parfois je convenais d'un signe (un coup de règle sur la table, par exemple), qui faisait interrompre la phrase entamée, et il était entendu que mon lecteur devait reprendre plus loin, suivant la nature du livre ou au début de la phrase suivante, ou au prochain alinéa, ou cinq ou six lignes plus bas. Mais ces remèdes étaient médiocres, et ils demandaient à être employés avec beaucoup de réserve. Une autre difficulté est que des yeux d'emprunt n'ont jamais la docilité de ceux qui sont directement gouvernés par notre volonté. Un secrétaire, quelque dévoué soit-il, se lasse d'une besogne infiniment monotone et dont l'intérêt lui échappe. Je ne cherche donc pas à diminuer les difficultés qu'un aveugle rencontre dans de pareils travaux. Mais à tout prendre, ce ne sont que des difficultés, non des obstacles infranchissables. Pour en venir à bout, il suffit d'un peu plus de patience, d'un peu plus de persévérance, et voilà tout.

Les recherches de chronologie ont pu se faire de la même manière, et quand les enquêtes de sources et de chronologie ont été achevées, il ne restait plus qu'à concentrer tous leurs résultats à les ramasser, à les condenser, pour en tirer les conclusions qu'ils comportaient, et éclairer à leur lumière l'évolution de la pensée de Montaigne. Ce n'était plus qu'une affaire de réflexion, besogne agréable entre toutes parce qu'elle se passait de livres et de tout secours étranger, parce qu'elle était tout intérieur et ne dépendait plus que de moi seul.

Pour sa lente maturation mes fiches en Braille étaient l'aliment nécessaire et suffisant, et j'ai dit combien le maniement m'en était aisé. Ici, je crois vraiment que l'aveugle ne souffre d'aucune infériorité, et plus sa faculté de concentration est exercée, plus sa tâche est facile.

Vient enfin le travail de rédaction. Tant d'aveugles ont publié et publient des articles et des travaux remarqués, que je n'ai rien de bien nouveau à dire sur ce sujet. La rédaction dans un ouvrage d'érudition ne présente guère plus de difficultés que pour un ouvrage de vulgarisation. Elle exige seulement plus de précision ; elle comporte des nombres, des dates en quantité, toutes choses qui réclament un soin méticuleux. Elle suppose surtout une masse de notes dans le bas des pages, de références aux textes, de pièces justificatives. Tout cela peut surprendre à première vue. Pourtant, grâce aux notes en Braille, il est toujours possible de parvenir sans trop de peine à une exactitude rigoureuse. Mes trois volumes sont criblés de chiffres et de renvois précis. Mes dépouillements ayant été méthodiquement conduits, et leurs résultats soigneusement consignés avec toutes les indications voulues au fur et à mesure des circonstances, il m'a été facile d'accompagner mes assertions de l'appareil critique qu'elles réclamaient. Là encore, il me suffisait de me reporter à mes fiches où tout était noté.

Quant à l'exécution matérielle, à la composition proprement

dite, deux méthodes s'offraient à moi. Je pouvais rédiger en Braille de manière à me relire moi-même et à me corriger, quitte à dactylographier ensuite ma rédaction pour la remettre à l'imprimeur ; je pouvais encore rédiger du premier jet sur ma machine à dactylographier. J'ai usé des deux méthodes, préférant tantôt l'une et tantôt l'autre, selon les circonstances. Quand il s'agissait de pages particulièrement délicates, exigeant une précision spéciale, il me paraissait plus sûr de faire un brouillon en relief afin de le peser et de le contrôler librement ; pour les sorties plus ordinaires, j'aimais beaucoup mieux dactylographier ; dès l'abord.

On s'étonnera que les brouillons en Braille ne soient pas toujours préférés. Ils ont de réels inconvénients : l'écriture, malgré l'emploi de nombreuses abréviations, reste un peu lente ; surtout elle exige une certaine dépense de forces physiques. Ces deux circonstances brisent l'élan de l'esprit et détachent l'attention de l'effort de la composition pour la détourner vers les détails de l'exécution matérielle. Certains aveugles, je ne l'ignore pas sont moins sensibles à ces inconvénients, mais je sais qu'il en est d'autres qui comme moi s'en trouvent gênés. La dactylographie, au contraire, est rapide et douce ; elle côtoie, sans l'arrêter, le cours de la pensée qui semble avoir à peine conscience de son mécanisme très souple. Sans doute un clairvoyant conçoit difficilement qu'on puisse écrire sans avoir la possibilité de relire les phrases qu'on vient d'achever. J'ai éprouvé que l'habitude triomphe de cette difficulté ; au moins chez moi, elle en a triomphé sans peine. Le souci d'une composition méthodique, un peu raide, mais qui convient peut-être aux travaux d'érudition, en est un peu la cause. Quand on tient dans l'esprit son plan bien formé, arrêté jusque dans les détails, pour peu que la mémoire soit précise, on ne perd pas le fil du développement. Il est très rare qu'il me faille faire appel à des yeux bienveillants pour me remettre en route, ou pour me remémorer la forme que j'ai donnée à quelque phrase antérieure. Bien souvent je coupe mon travail de rédaction au milieu d'un développement je laisse ma feuille fixée sur ma machine, et parfois, après quarante-huit heures d'interruption ou même davantage, sans hésitation, je reprends l'idée où je l'avais laissée. D'ailleurs, je ne me privais pas pour cela du droit de corriger : la rédaction ainsi achevée, je me la faisais relire et relire autant de fois qu'il était nécessaire, dictant à mon secrétaire des modifications et des additions parfois très nombreuses, apportant partout mille retouches de détail. Au reste, je crois pouvoir affirmer que ma forme n'est pas moins imparfaite lorsque j'écris de premier jet en Braille : au contraire, si elle est peut-être un peu plus ferme, en revanche elle a plus de raideur.

En somme, et c'est toujours là qu'il m'en faut venir, la mise en œuvre de ces 1 250 pages très compactes ne m'a pas du tout coûté l'effort prodigieux qu'on suppose volontiers. Ce qui a été long et pénible, c'en est seulement la préparation lointaine, tout ce qui ne paraît pas, le travail de documentation qui leur sert de fondement. Encore puis-je espérer que, si l'on m'a suivi, on s'est convaincu que tout cela pouvait se faire sans grande difficulté, que les procédés de travail dont disposent les aveugles le permettaient parfaitement. Ils m'ont donné, je crois, le moyen de me conformer exactement à la méthode que tout clairvoyant, désireux de traiter avec précision le même sujet, aurait été contraint de suivre. Car en tout cela je n'ai rien inventé : tout clairvoyant aurait dû, je pense, faire usage de quelque jeu de fiche analogue au mien. Je n'ai fait qu'adapter la méthode commune je dirais presque la méthode nécessaire, aux conditions spéciales des aveugles. Et cette adaptation était très simple, elle ne demandait pas un grand effort d'imagination. Elle s'est faite petit à petit, au fur et à mesure des besoins, par tâtonnements successifs. Elle a jailli en quelque sorte des circonstances.

Mon dessein n'est pas, on le conçoit, d'engager les aveugles à faire des travaux d'érudition. Pour y réussir, il faut de toute nécessité avoir le goût, la passion de l'érudition, et, fort heureusement, peu de personnes sont atteintes de cette maladie. Que deviendrait la vie si tous nous étions métamorphosés en rats de bibliothèques ? Fort heureusement aussi, il y a d'autres travaux plus accessibles aux aveugles, et dans lesquels ils ont moins de peine à rivaliser avec les clairvoyants. Dans tout ce que je viens de rapporter il faut voir non un exemple, mais une expérience : une expérience qui, certes, n'étonnera pas les aveugles (eux du moins verront bien que tout ici est fort simple), mais qui leur suggérera peut-être quelques observations utiles sur certaines explications qu'ils peuvent faire de leurs procédés propres de travail. Mais c'est surtout aux clairvoyants qu'elle s'adresse : avec tant d'autres expériences qui se renouvellent tous les jours, elle contribuera peut-être, pour sa petite part, à leur inspirer des jugements plus équitables sur les aveugles. Il faut tant et tant de faits sans cesse répétés pour lutter contre un préjugé, pour le faire reculer pied à pied, que nous n'en aurons jamais assez. En voilà un parmi tant d'autres : tachons qu'il fasse sa trouée lui aussi dans les rangs ennemis, et qu'il travaille au bien commun.

En terminant, il me reste à m'excuser d'avoir parlé si longuement de moi. Mais si le Moi (celui de Montaigne excepté) est presque toujours haïssable, le lecteur voudra bien me pardonner quand il remarquera que, en dépit des apparences, je l'ai entretenu beaucoup moins de mes travaux personnels que du travail des aveugles en général. Ce que j'ai fait, un autre aveugle l'eût fait à ma place. Nos procédés de travail sont communs à tous. J'ai voulu, par un exemple, montrer la souplesse de ces procédés. Peut-être, après m'avoir lu, comprendra-t-on mieux notre reconnaissance à tous pour l'inventeur d'un alphabet auquel nous devons la majeure partie de notre culture et de nos plaisirs intellectuels.

ISBN : 978-1981457359